DE L'EMPLOI

DES EAUX MINÉRALES SULFUREUSES

D'AIX EN SAVOIE

DE L'EMPLOI

DES

EAUX MINÉRALES SULFUREUSES

D'AIX EN SAVOIE

COMME MOYEN CURATIF ET DIAGNOSTIQUE DES ACCIDENTS
CONSÉCUTIFS DE LA SYPHILIS

PAR LE Dr F^s VIDAL

MEMBRE DE LA COMMISSION MÉDICALE D'INSPECTION DE L'ÉTABLISSEMENT THERMAL
D'AIX EN SAVOIE

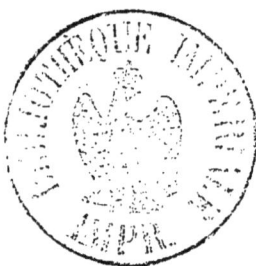

> C'est un point de jugement pratique des plus délicats
> de connaître si la vérole est radicalement guérie. Si
> nous étions en possession d'un remède qui eût le pouvoir
> de rendre actives les dernières particules du virus caché
> dans le corps, ce serait une des découvertes les plus
> précieuses, etc.
>
> SWEDIAUR.

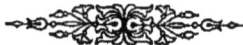

CHAMBÉRY

IMPRIMERIE DE PUTHOD FILS, AU VERNEY

—

1856

LETTRE

ADRESSÉE

A M. LE Dr CONSTANTIN JAMES

AUTEUR DU

GUIDE AUX PRINCIPALES EAUX MINÉRALES DE LA FRANCE
ET DES PAYS ÉTRANGERS, ETC.

———

Monsieur et très honoré confrère,

Avant de publier (en 1852) votre intéressant travail sur l'emploi des eaux minérales dans le traitement des accidents consécutifs de la syphilis, et pour lui donner sans doute encore plus d'importance, vous avez fait un appel aux divers médecins exerçant près des sources minérales sulfureuses spécialement. Cet appel a été entendu, et le témoignage des divers médecins spéciaux a été unanime. Dès lors, cette question de l'emploi des eaux minérales dans la syphilis paraît avoir pris beaucoup d'importance ; elle a donné lieu à des publications sérieuses, et elle vient d'être mise à l'ordre du jour par la Société d'Hydrologie médicale de Paris. De nombreux praticiens aussi se sont adressés aux eaux minérales pour arriver à démasquer la syphilis, dont les métamorphoses sont si variées et si fréquentes ; le nombre des affections de ce genre a donc beaucoup augmenté aux diverses eaux sulfureuses que vous avez signalées. N'est-ce pas, aujourd'hui, un devoir pour nous, médecins de ces eaux, de donner de plus amples informations et de fournir le résultat de notre pratique ? C'est avec cette pensée que j'ai résumé les quelques observations que j'ai l'honneur de vous adresser, et dont le but est aussi de confirmer pleinement, à l'endroit des eaux d'Aix, les vues importantes que vous avez si nettement posées et popularisées dans votre Notice.

En relisant les divers auteurs qui ont écrit sur les eaux d'Aix, j'ai eu la satisfaction de retrouver, depuis les plus anciens jusqu'à nos jours, une assez grande similitude de vues sur ce point. J'ai donc pensé qu'il serait utile et instructif de les signaler tous, en le faisant aussi brièvement que possible, pour ne pas donner trop d'étendue à ma lettre ; je remplirai ensuite la lacune des observations, car il n'y en a eu jusqu'à ce jour que quatre de publiées, ce qui me paraît insuffisant pour bien faire ressortir l'action des eaux d'Aix dans les accidents consécutifs de la syphilis.

Certaines eaux, avez-vous dit (page 8), jouissent de la remarquable propriété d'appeler au dehors le virus syphilitique caché profondément au sein des tissus, ou bien, quand la présence de ce virus se tra-

hissait déjà par des signes douteux , de rendre le diagnostic plus net et plus certain. Ce n'est pas tout : en
même temps qu'elles démasquent , pour ainsi dire, la
maladie vénérienne , les eaux contribuent puissamment à la guérir ; enfin , sous leur influence , le mercure pourra être administré sans danger , et même il
fera disparaitre les lésions que son usage immodéré
ou intempestif aurait déjà causées.

La première opinion émise sur ce sujet est celle de
Cabias, dans ses *Merveilles des Bains d'Aix en Savoie*,
page 146 , 1re édition , 1622. Voici comment il s'exprime :

« Pour la vérole........... elle peut être non moins
médicamentée par nos eaux que par les diaphoréti-
ques, desquels nous avons coutume d'user , et pourvu qu'on ait été auparavant purgé et fait quelque
chose de diète convenable à cette infirmité ; alors les
bains , par leurs qualités résolutives , résoudront et
ramolliront les reliquats que cette impure maladie
laisse aux parties intérieures. Le phlogosis virulent de
la vérole est tellement attaché parmi les jointures, que
si l'on n'a quelque chose qui le puisse résoudre , diffi-
cilement en guérit-on ; les eaux de nos bains y seront
puissantes, pourvu que déjà le venin de la matière
vérolique y soit éteint par les salutaires remèdes de la
médecine. Autrement , tant s'en faut que les bains
soient utiles à ce mal ; qu'au contraire , irrité par la
chaleur , il se renforcera et tourmentera plus qu'auparavant celui qui l'aura....... Que personne donc ne

s'abuse, célant aux médecins les jeux vénériens où ils ont gagné cette infortunée maladie, et qu'ils ne songent de prétexter leur sciatique, goutte ou défluxion en une épaule, cuisse ou genou, du trop violent exercice de la chasse, de l'injure et rigueur de l'air, ou trop grande abondance d'humeur; car, cachant le serpent de la vérole sous l'herbe, ils en sont rigoureusement piqués et traités, ils ne doivent adresser leurs plaintes qu'à eux, et non blâmer les médecins qui, véritablement instruits, ne manqueraient pas de leur donner de bons avis et prescrire des remèdes convenables à la guérison de leur mal. »

Les eaux d'Aix constituent donc déjà pour lui un moyen curatif et un moyen diagnostique de la syphilis.

Le docteur Fantoni, professeur de l'Université de Turin et médecin du Roi, n'est pas moins explicite que Cabias : dans une excellente dissertation sur l'administration des eaux d'Aix, intitulée *De acquis gratianis libellus*, publiée en 1738, il pense que les eaux d'Aix sont pernicieuses dans toute affection syphilitique, lorsque la maladie est encore *in acerbitate et fervore;* mais qu'elles sont du plus grand avantage pout tout *reliquat* dépendant du virus lui-même, ou de l'abus du mercure, comme douleurs, croûtes dartreuses, ulcères.

Vient ensuite Dacquin (en 1808) : *Des Eaux thermales d'Aix*, page 357. « Les maladies vénériennes, dit-il, sont aussi du nombre de celles qui excluent absolument l'usage des eaux ; elles augmentent tous

les symptômes et développent singulièrement les douleurs. Il faut être en garde et ne pas s'en laisser im-
poser aux douleurs qui accompagnent la plupart des
maladies. Le médecin doit bien s'enquérir sur tout ce
qui peut avoir quelque rapport à l'affection syphilitique, et le malade doit, de son côté, être de bonne
foi, et ne pas induire le médecin en erreur par quelque motif que ce puisse être, surtout lorsque ce dernier aurait employé tous ses soins pour découvrir la
nature de ces douleurs, qui, quelquefois, peuvent le
tromper par l'analogie qu'elles paraissent avoir avec
celles de goutte ou de rhumatisme, ou causées par
quelque autre vice.

« On a même observé de tout temps qu'elles ser-
vaient de pierre de touche à ceux qui avaient quelque
soupçon d'en être atteints, et que souvent elles con-
tribuaient singulièrement à manifester les restes d'un
ancien virus caché et en silence dans quelque partie
du corps depuis longtemps, surtout si les malades
prenaient la douche. »

Ainsi, pour Dacquin, elles ne constituent qu'un
moyen de diagnostic, soit des douleurs, soit des autres
formes de la syphilis invétérée.

Presque en même temps a paru la thèse inaugurale
pour le doctorat de Charles-Antoine-Humbert Despi-
nes, intitulée : *Essai topographique et médical d'Aix
en Savoie.* Voici les quelques lignes que consacre à
cet article ce savant praticien, que nous avons eu
l'avantage de posséder au milieu de nous pendant

quelques années, pour nous donner l'exemple du travail et de la bonne confraternité :

« Bordeu rapporte plusieurs exemples de gonorrhées virulentes, d'exostoses et autres affections dépendantes du virus syphilitique, qui ont été entièrement guéries par l'usage des eaux thermales de Barrèges...

« La pratique de mon père ne lui a pas, à beaucoup près, montré le même succès ; mais ne pourrait-on pas accuser Bordeu, quoique d'ailleurs un des premiers médecins du dernier siècle, d'un peu de prévention, toutes les fois qu'il s'agissait de ses eaux minérales ? »

Cette opinion n'est pas parfaitement exacte, car on lit aussi dans Bordeu, que « ses eaux n'étaient efficaces qu'à la condition que Vénus n'était pas de moitié dans les plaies que Mars aurait produites. » (Extrait d'un travail sur les eaux des Pyrénées, par le docteur Fontan, p. 7.)

« L'observation de mon père, dit-il encore plus bas, coïncide parfaitement avec l'opinion de Fantoni. »

Une des meilleures pages du *Manuel topographique de l'étranger aux Eaux d'Aix en Savoie*, du docteur C. Despine, est celle où il traite de l'emploi des eaux dans les syphilides ; il est plus précis que les auteurs précédents, et, profitant de l'expérience de son père, il résume bien la question : « J'appellerai ici syphilides, dit-il page 99, toutes les affections dans lesquelles le virus vénérien joue un rôle, quels qu'en soient la forme, l'aspect et les complications. Il existe, au sujet de ces maladies, un préjugé contre nos eaux, et il importe d'autant plus de le détruire, qu'il éloigne des établissements thermaux bien des personnes, pour la guérison desquelles l'usage des eaux sulfureuses est un auxiliaire indispensable..... En résumant la longue expérience de mon père, qui, le premier, a fait marcher ensemble, pour ce genre de traitement, les bains, les étuves, la boisson des eaux et les diverses préparations mercurielles, j'affirmerai avec certitude que nous guérissons, à Aix, presque toutes les affections chroniques de ce genre, quelles que soient leur forme et leur intensité, quand on veut apporter à la cure le temps et la persévérance convenables...... Dans les formes les plus singulières et les plus voilées des maladies vénériennes, et lorsqu'on ne saurait que les soupçonner, les eaux les développent et permettent de les traiter efficacement........ Elles remédient aux ravages du mercure administré sans ménagement, et en réparent les pernicieux effets..... »

On retrouve la même manière de voir dans une Notice du docteur Guilland, sur l'hospice d'Aix, publiée en 1846.

« Après le rhumatisme, dit le docteur Bertier en 1851 (*Observations médicales sur les eaux d'Aix*), les affections qui guérissent le plus promptement et le plus sûrement par l'usage des eaux d'Aix, sont les affections syphilitiques secondaires et tertiaires, et toutes celles qui en sont la suite. »

Beaucoup de praticiens, entre autres M. Ricord,

considèrent les eaux sulfureuses en général comme nuisibles dans le traitement des affections dont nous parlons ; cette manière de voir, qui peut être vraie pour certaines eaux sulfureuses, est complètement erronée quant aux eaux thermales d'Aix..... Il cite, en terminant, la guérison en vingt jours, par les eaux et les spécifiques, d'un corysa syphilitique, ainsi que celle d'un autre accident tertiaire de la syphilis, dont les eaux ont révélé l'existence.

J'ai émis les mêmes opinions en 1852, dans mon *Essai sur les Eaux thermales d'Aix dans les maladies chroniques*, étant aussi fixé depuis longtemps sur ce point, par l'enseignement d'un père, médecin éclairé, dont la longue pratique a été des plus judicieuses.

A la même époque, M. le docteur Pétrequin, de Lyon, a publié ses recherches sur l'action des eaux d'Aix en Savoie, dans les maladies des yeux. « Je terminerai, dit-il page 19, le chapitre des phlegmasies par la question intéressante des ophtalmies syphilitiques. J'en dois deux observations remarquables à M. le docteur Despine père : l'une est une ophtalmie syphilitique ulcéreuse chez un enfant de quatorze ans, datant des premiers temps de la vie, guérie en un mois par les eaux en vapeur et des frictions avec l'onguent napolitain ; l'autre est une ophtalmie syphilitique tuberculeuse et verruqueuse, très rebelle aussi, et guérie après deux années de cure thermale et des frictions avec l'onguent napolitain. »

L'habile chirurgien lyonnais termine ainsi : « En

somme, c'est là un point de pratique sur lequel l'expérience des médecins d'Aix est univoque. »

Enfin, en 1855, on lit dans *Une cure aux bains d'Aix*, par M. le docteur Lombard, de Genève : « *Les syphilides*. Les effets dépuratifs que nous avons reconnus forment une précieuse indication du traitement thermal dans les diverses formes de la syphilis tertiaire et invétérée, aussi bien que dans les cas où des traitements mercuriels répétés sont venus modifier les formes de la maladie ; l'expérience des docteurs d'Aix est unanime pour signaler les bons effets de la cure dans tous les cas qui ont résisté aux traitements spécifiques les plus variés et les plus rationnels. »

Mais il n'est fait mention, dans aucun des auteurs cités, de deux affections d'origine pourtant vénérienne, à l'occasion desquelles vous établissez une distinction importante dans votre Notice, en considérant les eaux sulfureuses comme moyen curatif de la syphilis. Ainsi, on lit, page 17 : « Les accidents consécutifs de la syphilis n'ont pas tous la même nature, ni, par suite, le même degré de gravité : les uns ne sont en quelque sorte que le résidu de la maladie, et ils persistent quand bien même la cause qui les a produits a disparu ; ceux-là guériront par la seule action des eaux ; les autres, au contraire, dépendent non plus du passage, mais de la présence actuelle du virus dans l'organisme ; dans ce cas, les eaux seront impuissantes à guérir par leur seule vertu intrinsèque, et il faudra leur adjoindre l'emploi des spécifiques.....

Parmi les phénomènes qui peuvent n'avoir ainsi de spécifique que leur origine, je mentionnerai spécialement le suintement urétral, connu sous le nom de goutte militaire, et une espèce particulière de pharingite, que je n'ai vu, malgré sa fréquence, ni décrite ni même indiquée nulle part. »

Il est étonnant, en effet, qu'aucun des auteurs qui ont écrit sur les eaux d'Aix n'ait fait mention de ces deux affections ; car tout le monde sait que la goutte militaire guérit parfaitement avec nos étuves et nos douches seulement, et, dans les cas rebelles, avec l'adjonction des eaux de Challes, on obtient des résultats rapides et merveilleux.

Quant à la pharingite, que vous dites provenir surtout du traitement mercuriel, et que l'on reconnaît à la teinte rouge et luisante de l'isthme du gosier, du voile du palais, des amygdales de la luette, aux granulations de la muqueuse du pharinx, à la sécheresse du gosier, etc., elle n'a pas été mentionnée non plus, et cependant on la rencontre tous les jours, et elle suit parfaitement, à nos eaux, la marche que vous indiquez ; il en est de même de l'*herpes præputialis*, que vous mentionnez aussi. Dans ces deux dernières affections, j'ai l'habitude, comme dans la première, de combiner les eaux d'Aix à l'extérieur, avec les eaux de Challes à l'intérieur, et les succès sont rapides.

Mais, en outre, il existe encore un autre état qui est constitué par un ensemble de phénomènes appartenant au rhumatisme, aux dermatoses, et peut-être aussi à la syphilis, que l'on rencontre assez souvent, qui n'a encore été mentionné par personne, et que je trouve si bien décrit dans la consultation suivante d'un savant médecin de Lyon, que je n'hésite pas à la reproduire textuellement, afin de donner une idée bien exacte de cet état :

« Lyon, 14 juin 1850..... Monsieur *** a suivi pendant longtemps, à diverses reprises, des traitements spécifiques par les mercuriaux, pour des symptômes vénériens. Les désordres premiers ont été suivis de symptômes secondaires : taches à la peau, syphilides, forme du psoriasis toujours très rebelle ; quelques douleurs vagues le long des os, plus vives la nuit que le jour, ont annoncé même les symptômes tertiaires. Quelques soins qui aient été pris, malgré un traitement prolongé, soit à Paris, soit à Lyon, cette maladie a offert une grande difficulté à disparaître; certaines lésions venant à se dissiper, d'autres se reproduisaient. Les dépuratifs, les sudorifiques, les tisannes de Feltz, de Pollini, les mercuriaux sous toutes les formes, sublimé corrosif en bains, à l'intérieur ; deuto et proto-iodure hydrargirique, frictions, etc., iodure de potassium, ont été tour à tour combinés, alternés, administrés, suivant les caractères prédominants de l'affection spécifique. A cette heure, il n'existe plus, à mon avis, aucune trace de maladie ; mais il y a encore une susceptibilité, des malaises, qui semblent tenir autant aux diverses médications qu'on a été obligé de prescrire, qu'à l'affection première ou à son influence.

« Des douleurs se font sentir ; elles n'ont pas le
caractère rhumatismal franc. Il y a encore parfois des
taches à la peau, mais qui ne sont plus des syphilides.
En de telles conditions, je pense que l'action des eaux
d'Aix sera très avantageuse, etc., etc.

« *Signé* A. POTTON. »

Ce malade a été parfaitement guéri en un mois par
le traitement des eaux seules. Il est resté pendant cinq
ans sans rien ressentir ; il est revenu cette année,
présentant les mêmes symptômes, mais à un moindre
degré, et s'en est encore débarrassé avec les eaux
d'Aix et de Challes. Nous avions affaire à des douleurs et à des taches à la peau, provenant bien évidem-
ment de l'abus des spécifiques.

Il ne manque désormais que des observations pour
corroborer ces divers points de doctrine ; c'est cette
lacune que je vais tâcher de remplir.

Iʳᵉ OBSERVATION

Les eaux d'Aix sont un moyen diagnostique et curatif
de la syphilis. — Le malade qui fait le sujet de cette
observation est arrivé à Aix en juin 1853, avec une
consultation de l'honorable et savant chirurgien en chef
de l'Hôtel-Dieu de Lyon, M. Barrier, ainsi conçue :

« Monsieur *** est dans un état sur lequel j'appelle
toute votre attention......... L'affection rhumatismale
se trouve en effet compliquée, chez lui, d'une maladie

du cœur qui date de l'enfance, mais qui, cet hiver, a éprouvé une influence notable du principe rhuma- tismal, etc., etc.... »

Ce malade a séjourné à Aix pendant un mois envi- ron ; il y a suivi un traitement très doux, consistant en bains et en douches, pendant lesquels on faisait toujours de la révulsion sur les extrémités inférieures, à cause de l'état du cœur. Ce traitement a été parfai- tement supporté. Quand la maladie du cœur est liée au principe rhumatismal, le soulagement ou la gué- rison s'opèrent d'une manière assez constante et ra- pide. Monsieur *** était beaucoup mieux à son départ ; il n'y a eu, du reste, rien de particulier à noter pen- dant cette cure, qui ne nous a rien révélé, sinon l'existence du rhumatisme. Mais le malade est revenu l'année suivante, avec une consultation d'un autre honorable médecin de Lyon, le docteur Magaud, que je reproduis également :

« ..... Outre un rhumatisme constitutionnel, pour lequel Monsieur *** a suivi, l'année dernière, un traite- ment par vos eaux thermo-sulfureuses, il existe chez notre malade une diathèse syphilitique qui a reparu d'une manière manifeste deux mois environ après sa cure de 1855. Cette diathèse a reconnu pour points de départ deux chancres primitifs survenus, il y a neuf ans environ ; depuis cette époque, des symptô- mes non équivoques d'infection syphilitique se sont produits, soit du côté de la peau, papules, héber- cules dans différentes régions, soit du côté du système osseux, périostoses sur le crâne ; mais depuis plus de deux ans, ce malade paraissait libéré de tout reste de syphilis, etc., etc. »

Il ne restait donc ici d'appréciable que l'état rhumatismal, dont le caractère ne présentait absolument rien de particulier. Ce malade a suivi en 1854, d'après l'avis du docteur Magaud et le mien, le traitement des eaux combiné avec les spécifiques, qui ont eu un excellent résultat sur les accidents tertiaires encore existants et décrits dans la consultation ci-jointe. Cette saison a suffi pour le guérir ; cependant il est encore venu cette année pour subir une dernière épreuve, qui lui a été favorable.

Réflexions. — Ce malade avait, à sa première arrivée à Aix, l'aspect chlorotique que l'on rencontre si souvent dans le rhumatisme, et paraissait épuisé par une longue et sérieuse maladie. Il doit en être ainsi, quand deux causes aussi puissantes de destruction agissent en même temps ; mais ce qu'il y a de singulier, c'est qu'au lieu de favoriser le développement des symptômes de la maladie vénérienne, cet état de faiblesse, de consomption, paraît l'enrayer, ou plutôt le dissimuler, et le rendre inappréciable, sans que pour cela il suspende ses funestes effets. Il a fallu ici l'excitation sulfureuse pour en déterminer la manifestation, on a du moins le droit de le penser ; car le malade n'a été soumis à aucune autre cause à laquelle on puisse l'attribuer. L'expérience, en outre, nous prouve chaque jour que c'est plutôt après que pendant la cure qu'il faut attendre les manifestations (les douleurs exceptées) ; il est même d'usage de demander un terme de trois mois au malade, quand il part. Tout le monde sait, du reste, que les effets des eaux se produisent encore pendant plusieurs mois après la cure.

Dans les observations citées par M. le docteur Pegot, de Bagnères - de - Luchon, dans un essai clinique sur l'action de ses eaux, les malades sont en général soumis, pendant plusieurs mois, au traitement thermal, et les manifestations syphilitiques se produisent pendant la cure ; mais il n'est pas toujours possible de retenir les malades pendant un laps de temps aussi considérable. Du reste, j'ai la conviction que vingt à vingt-quatre douches et étuves suffisent parfaitement, à Aix, pour constituer une épreuve, en demandant toutefois les trois mois d'attente après la cure.

Dans une observation du docteur Baumès, que je reproduirai plus loin, les manifestations syphilitiques ont eu lieu quinze jours après.

M. le docteur Prosper Yvaren (d'Avignon) n'assigne aucune époque après l'épreuve des eaux, dans son livre remarquable sur les métamorphoses de la syphilis : « Si le corps reste insensible à ces énergiques sollicitations, dit-il page 577 (l'épreuve des thermes sulfureux), si la secousse qu'elles lui imprimeront dans toute son étendue ne fait jaillir au-dehors aucun indice de syphilis, le médecin, en conseillant ces derniers essais, et le malade en s'y soumettant, auront atteint, dépassé même la plus méticuleuse prudence. La vérole sera considérée comme entièrement éteinte, la guérison, jugée définitive. »

Il est sûr également que chaque eau minérale, suivant son plus ou moins d'activité, et suivant aussi l'activité de la cure, devra réclamer un délai différent.

IIᵉ OBSERVATION.

Le malade qui fait le sujet de cette observation, a été envoyé aux eaux d'Aix par un des médecins distingués de l'Hôtel-Dieu de Lyon, le docteur Rambaud. Voici la partie importante de la consultation :

« Je vous adresse et recommande Monsieur *** ; il est affecté d'une forme apyrétique des plus rebelles du rhumatisme, entée sur une constitution débile. Je crois que vos eaux lui seront très utiles, mais je crois aussi qu'elles devront lui être appliquées avec une extrême prudence et une grande réserve ; je redoute pour sa constitution, les vives réactions qu'il serait très difficile, je crois, de conduire et de maîtriser, etc., etc. »

Monsieur X*** est arrivé à Aix dans le mois de juillet 1853, dans l'état suivant : Pâleur extrême et amaigrissement, incertitude dans la marche, regard terne et indécis, des étourdissements, des vertiges, de l'ambliopie, le pouls petit, assez fréquent et faible, poursuivi sans cesse par des douleurs vagues, quelquefois assez vives, le sommeil léger, les digestions difficiles, de la constipation; en voyant marcher ce malade, on l'aurait dit atteint d'une paraplégie.

Le traitement thermal a été fait avec la plus grande réserve; j'ai même assisté le malade dans toutes les opérations de bain ou de douche : je n'ai jamais osé le laisser seul pendant l'usage des eaux, tant son état me paraissait grave. Il est resté à Aix environ un mois, pendant lequel il a pris douze douches (dites des Albertins), et il est parti paraissant un peu plus fort. Peu de temps après les eaux, il s'est développé, sans cause connue, une douleur vive à son genou gauche, suivie d'un épanchement assez considérable de synovie; la voûte du palais est devenue le siége d'un ulcère rebelle, à forme arrondie et s'étendant en rongeant. M. le docteur Rambaud, consulté de nouveau quelque temps après, (le malade réside à une assez grande distance de Lyon), après avoir reconnu le retour d'une syphilis ancienne, a jugé convenable de soumettre ce malade à un traitement spécifique, qui a paru, au bout de peu de temps, lui convenir. M*** a obtenu un mieux sensible et a repris un peu d'embonpoint; mais ne guérissant pas assez vite et facilement, il a été renvoyé à Aix la saison suivante, par le même médecin, pour y suivre un traitement combiné.

L'ulcère et l'épanchement existaient encore. Au bout de quelques jours de l'usage des eaux et de l'iodure de potassium, il est sorti une lamelle d'os de la voûte du palais, et l'ulcère s'est bientôt cicatrisé, l'épanchement a aussi disparu; mais surtout le malade est revenu à la vie, il a repris de la force, de l'embonpoint, de la sûreté dans la marche, etc., etc. Les antécédents de ce malade sont des chancres qu'il appelait volants pour indiquer leur bénignité, et qu'il avait contractés environ vingt ans avant; ils avaient été suivis, quelque temps après, d'une syphilis constitutionnelle secondaire, pour laquelle il avait fait un traitement sous la direction habile de M. Bottex, ancien médecin de l'Antiquaille de Lyon.

Réflexions. — Il fallait aussi à ce malade l'excitation thermale, pour développer le virus syphilitique, dont l'action, quoique occulte, n'en était cependant pas moins vive ni moins dangereuse; Monsieur *** voyait ainsi fatalement disparaître sa santé, malgré les médications les plus actives, les plus variées et les plus rationnelles en apparence.

Les moyens les plus conseillés par les divers auteurs pour favoriser le passage de la syphilis de l'état latent à l'état apparent, nous dit M. Yvaren, dans son précieux ouvrage, qu'on ne saurait trop lire et trop citer, sont les bains de vapeur, les eaux thermales, les bains de mer, de rivière, les fatigues, les excès de travail, les vésicatoires, le vomi - purgatif Leroi, la réapparition des règles, les excès de boissons, le froid excessif ou humide, les affections morales tristes, les blessures, les contusions, l'accouchement, les indigestions, les maladies aiguës.

« Qui oserait, dit-il, dans l'intention d'éclaircir un soupçon de vérole latente, conseiller à un client, soit de se ruer dans la débauche de table et les excès de boissons alcooliques, soit de s'immerger dans l'eau glacée d'une rivière, etc., etc., etc.? Il nous est donc interdit de provoquer de pareilles causes....... C'est surtout aux eaux thermales que je demanderai des armes plus puissantes et plus sûres. Ces bains occupent le premier rang parmi les causes accidentelles.... Lors donc qu'il s'agira de reconnaître la pureté actuelle d'un organisme jadis entaché de vérole, d'en tâter la disposition morbide, l'épreuve des eaux minérales sulfureuses thermales surtout, l'emportera sur toutes les épreuves. »

Qu'y avait-il, en effet, de mieux pour le malade qui fait le sujet de cette observation, que cette épreuve douce et aussi active en même temps ?

IIIᵉ OBSERVATION

Le malade qui fait le sujet de cette troisième observation arrivait en 1852, aussi avec une consultation du professeur Cloquet, de Paris, ainsi conçue :

« Monsieur X*** est affecté d'un rhumatisme nerveux erratique, qui, depuis trois mois, s'est fixé spécialement sur les nerfs de l'épaule et du bras gauche, et a produit consécutivement un léger engorgement œdémateux et un amaigrissement sensible des muscles du moignon de l'épaule et du bras correspondant ; vu l'inefficacité des moyens employés jusqu'à ce jour, je conseille, etc., etc. »

Ce malade est arrivé aux eaux d'Aix dans l'état décrit ; la sensibilité du bras était telle, qu'il ne pouvait supporter le moindre contact des vêtements ; l'état général du malade était assez satisfaisant, seulement il avait une grande pâleur. Au bout de quinze jours d'un traitement très modéré, la douleur de l'épaule a pris des proportions telles, qu'elle est devenue intolérable ; l'engorgement avait aussi beaucoup augmenté. Je fis appeler en consultation M. le docteur Baumès, qui était aux eaux d'Aix dans le même temps, m'estimant heureux d'avoir l'avis d'un homme aussi important. Après un examen attentif du malade, surtout après l'aveu qu'il nous fit d'un écoulement blennorrhagique antérieur, eu égard à l'intolérance si manifeste des eaux et au développement de l'engorgement sous leur influence, nous n'hésitâmes pas à admettre l'existence d'une périostose syphilitique ; nous conseillâmes dès lors le proto-iodure de mercure et la continuation du traitement. Sous cette double influence, M. *** éprouva bientôt un mieux sensible, put suivre un traitement très prolongé sans la moindre fatigue, et finir par guérir bientôt après. Ce malade avait eu, environ quinze mois avant, une blennorrhagie dont la durée n'avait pas dépassé douze jours, et à laquelle il avait attaché une si petite importance,

qu'il ne l'avait avouée à aucun des nombreux médecins qu'il avait consultés ; il n'avait jamais eu d'autre
accident syphilitique, et il n'avait plus eu, après son
accident primitif, aucune autre manifestation. Les
douleurs qu'il ressentait n'étaient pas plus vives la nuit
que le jour ; il n'avait jamais eu de chancre, aucun
accident secondaire appréciable. L'action thermale a
rapidement fait justice de cette affection, ayant toute
l'apparence du rhumatisme. C'est que les eaux exas-
pèrent encore plus fortement, et surtout plus vite, les
accidents provenant de la blennorrhagie que ceux des
chancres.

Réflexions. — C'est sous le masque du rhumatisme
que la syphilis nous arrive le plus habituellement à
Aix ; cela tient sans doute à la fréquence des affections
rhumatismales, que nous sommes plus à même d'observer que partout ailleurs. Le médecin des eaux d'Aix
est heureux d'avoir à traiter les affections de ce genre,
car ce sont les plus faciles à guérir. Il n'en est pas de
même lorsqu'il y a complication de goutte et de syphilis ; dans ce second cas, l'affection présente beaucoup plus de gravité, et surtout elle se prête moins à
un traitement régulier. J'ai déjà été à même d'observer un assez grand nombre de paralysies par cause
syphilitique et goutteuse ; il faut observer dans leur
traitement la plus extrême prudence, et malgré cela,
il est rare qu'on ne soit pas obligé de suspendre la
cure, pour y revenir ensuite ; il est difficile surtout
d'avoir de prompts succès, quelle que soit la bénignité
du mal.

Cependant, j'ai eu l'occasion de suivre, avec le docteur Borelli, de Turin, un de ses malades entaché de goutte héréditaire et d'accidents tertiaires de la syphilis, caractérisés par des tubercules de la peau (front), des ulcères, des périostoses ; qui était arrivé aux eaux d'Aix avec une paralysie très avancée ; il y avait faiblesse et maigreur des extrémités inférieures, troubles du côté de la vessie et du rectum, etc., etc. Grâce à un traitement très prolongé, quoique infiniment léger et souvent interrompu, combiné avec le sirop de Boutigny à l'intérieur, nous avons obtenu un résultat remarquable : les accidents tertiaires ont disparu, et la paralysie a considérablement diminué, au point de ne plus donner la moindre inquiétude et de ne plus constituer une incommodité notable. Les eaux ont développé, chez ce malade, une fièvre intermittente. J'ai observé cet état intermittent très fréquemment chez les malades atteints de syphilis invétérée : les eaux le développent et le guérissent.

IVe OBSERVATION

Je ne dois pas, quelles que soient les limites que m'assigne cette lettre, terminer cette série d'observations, sans reproduire celle du docteur Baumès, que l'on trouve dans son *Précis des maladies vénériennes,* t. I, p. 372. Elle va nous démontrer péremptoirement combien les eaux d'Aix sont un puissant moyen de diagnostic de la syphilis :

« Syphilis simulant la gastralgie, l'hépatalgie et l'hypocondrie. Symptômes antérieurs : chancres et bubons; traitement insuffisant ; souffrances gastriques, dont pendant huit ans la cause n'est pas découverte. Envoi aux eaux d'Aix en Savoie. — *Sympt. diagn.* : vingt jours après l'usage des eaux, syphilide serpigineuse, cessation des accidents gastriques.

« M. S. avait eu à 22 ans des chancres et un bubon non-suppuré ; ils furent traités par le mercure, mais mal et incomplètement. Pendant plus de six mois, le malade, fort négligent, quitta le traitement et y revint à plusieurs reprises, sans laisser les symptômes primitifs s'étendre. Un an après leur guérison, M. S. éprouva une gastralgie, une hépatalgie, une constipation opiniâtre, de mauvaises digestions, des symptômes d'hypocondrie. Il consulta plusieurs médecins et prit bien des remèdes qui n'améliorèrent guère son état. Huit ans se passèrent dans cette situation, et le malade était devenu de plus en plus souffrant, mélancolique, hypocondriaque. Il alla alors, par mon conseil et par le conseil des médecins de Paris, aux eaux d'Aix en Savoie. Vingt jours après les avoir prises en bains, en douches, il parut, sur la partie antérieure de la poitrine, des plaques rouges; il se forma des pustules qui furent suivies d'ulcérations, et une syphilide serpigineuse se dessina parfaitement. La maladie intérieure cessa. M. S. revint à Lyon, où, après l'examen et la considération des circonstances actuelles, je le soumis à un traitement par la tisane de Feltz additionnée par une petite quantité de sublimé et par les sudorifiques. Son état s'est beaucoup amélioré ; mais des ulcères, quoique peu étendus, existent encore ; il est probable que la continuation du même traitement ou d'un traitement analogue, et le régime finiront par amener l'entière guérison. » (Baumès, *Précis des maladies vénériennes*, t. 1, p. 372.)

Je pourrais reproduire encore ici un très grand nombre d'observations de malades envoyés aux eaux d'Aix avec des affections syphilitiques de la plus haute gravité, et qui ont été guéries en une ou deux saisons ; mais ces citations seraient superflues et trouveraient mieux leur place dans un travail où la question serait traitée avec plus d'ampleur. Qu'il me suffise donc d'en citer une seule, qui présente assez d'intérêt et qui est accompagnée de la consultation du médecin distingué de Villefranche qui a envoyé le malade.

Ve OBSERVATION

« Monsieur *** est atteint depuis quelques années d'accidents syphilitiques tertiaires qui ont produit différents désordres, et qui n'ont jamais cédé à aucun des traitements spéciaux très variés qu'il a suivis. Ainsi, les préparations hydrargiriques, les iodures, les préparations d'or, les tisanes sudorifiques employées sous toutes les formes, n'ont jamais pu détruire complètement le principe morbide, qui, assoupi pendant quelque temps sous l'influence de ces médications énergiques continuées avec persévérance, s'est toujours réveillé avec plus de violence, lorsque le traitement était suspendu parce qu'il paraissait suffisant selon toute apparence. Il est cependant important de détruire cet ennemi caché, qui ne laisse ni trève ni repos ; je crois que le traitement par les eaux thermales d'Aix en Savoie, combiné avec l'emploi des eaux de Challes et l'usage de médicaments spécifiques, pourrait avoir un résultat heureux et radical. C'est pour cela que j'engage le malade, etc., etc.

« Villefranche, 4 juillet 1853. *Signé* GUILLOT. »

Ce malade avait passé par toute la série des accidents secondaires et tertiaires ; ils avaient existé chez lui avec beaucoup d'intensité. Il présentait, à son arrivée à Aix, des tubercules sur le front, les ailes du nez, le scrotum : quelques-uns étaient ulcérés ; il avait un corysa assez intense, donnant une odeur infecte, des périostoses. Son traitement a duré environ quarante jours ; il s'est composé de vingt-quatre étuves, de la boisson de l'eau de Challes et du sirop de Boutigny. L'amélioration a été très sensible après la première saison, mais la guérison n'a pas été complète ; l'année suivante, le malade est revenu avec des symptômes moins prononcés ; il a suivi un traitement pres-

que semblable. Aujourd'hui, sa guérison est complète
et ne s'est pas démentie.

On voit souvent des symptômes plus graves et plus
inquiétants ; mais cette affection est une des plus remarquables par sa ténacité avant les eaux, malgré
l'énergie des traitements et leur tolérance. Combien
y a-t-il de malades qui font ainsi le désespoir des médecins, et dont la santé finit par s'altérer et se perdre,
à cause des doses énormes de médicaments qu'ils sont
obligés d'absorber, afin d'éviter des désordres plus
graves ?

Dans de telles circonstances, un grand nombre de
médecins n'hésitent pas à envoyer, dès le début même
du traitement, leurs malades aux eaux. Je ne puis
citer ici une opinion qui ait plus de valeur que celle de
M. le docteur Diday, de Lyon : « M. *** a été atteint,
vers le commencement d'avril 1853, d'une syphilis
constitutionnelle caractérisée par une roséole générale,
mais discrète, et par l'apparition de tubercules mu-
queux ulcérés aux amygdales. Le traitement par les
pilules au proto-iodure de mercure n'a pu être supporté, à cause de leur effet irritant sur l'estomac et les
gencives. Dans cet état, Monsieur *** se rend aux eaux
d'Aix, qui ont la propriété de favoriser la tolérance
des préparations mercurielles, en même temps qu'elles
contribuent directement à la guérison de la diathèse,
et diminuent par conséquent la quantité de médicaments à administrer quotidiennement.

« Lyon, 1er août 1853. »

Voici encore comment s'exprime, dans une autre circonstance, l'auteur du *Traité de la syphilis des nouveaux-nés*, etc. :

« Monsieur *** ayant vu survenir une stomatite [1] assez intense, après avoir fait seulement des frictions mercurielles pendant onze jours, cette susceptibilité m'engage à envoyer le malade aux eaux d'Aix, le traitement thermal étant nécessaire pour faire supporter la légère quantité de médicament spécifique indispensable à l'entière guérison, en même temps que le traitement contribuera lui-même aussi directement à rendre la guérison solide......

« Lyon, 15 juillet 1854. »

Il résulte donc, très honoré confrère, de tout ce qui a été observé jusqu'à ce jour, que les eaux d'Aix ne sont point anti-syphilitiques par elles-mêmes, c'est-à-dire qu'un malade, atteint d'accidents secondaires ou tertiaires de la syphilis, ne guérit point par leur seul usage ; mais les eaux d'Aix, comme cela est si nettement exprimé par M. le docteur Diday, ont la propriété de favoriser la tolérance des préparations mercurielles, et contribuent sans doute ainsi directement à la guérison de la diathèse, en diminuant la quantité de médicaments à administrer. Et si les au-

---

[1] On sait qu'à Aix, comme à Luchon, etc., on n'observe que très exceptionnellement la salivation mercurielle, malgré les doses souvent énormes de médicaments introduits dans le corps.

teurs anciens, Cabias et Fantoni, ont parlé de la cure des *reliquats*, cela ne peut s'appliquer aux accidents secondaires ou tertiaires bien caractérisés, ces reliquats n'étaient autres pour eux, incontestablement, que certains accidents d'origine vénérienne, tels que la goutte militaire, l'*herpes præputialis* ou la pharingite peut-être, ou plutôt encore, ils ont voulu parler de ces syphilisés qui, après avoir suivi pendant longtemps le traitement mercuriel, sont saturés de médicaments, et pourraient être classés à côté du sujet cité plus haut, dans l'observation de M. le docteur Potton; ici alors l'usage seul des eaux d'Aix suffit.

Les eaux d'Aix donc, après avoir été puissamment adjuvantes dans le traitement de la syphilis invétérée, peuvent non-seulement être considérées comme un puissant moyen, comme une pierre de touche, ainsi que l'exprime *Dacquin*, pour faire apparaître la syphilis latente (et c'est là certainement un point bien important de la médecine thermale, qui n'est plus contesté aujourd'hui); mais elles nous servent encore, comme vous le dites des eaux sulfureuses en général, dans votre notice, pour vérifier si le malade qui a été traité d'une syphilis constitutionnelle, est parfaitement guéri ou non; de telle sorte, qu'il est permis d'affirmer que, lorsqu'après un traitement des eaux d'Aix bien dirigé, il n'est survenu aucun des symptômes qui caractérisent la maladie syphilitique invétérée, on peut regarder la guérison comme définitive.

Quant à la forme du traitement thermo-minéral, il

n'y a pas d'autre précepte à suivre que celui qui est indiqué par M. le docteur Prosper Yvaren : « Le malade doit être soumis avec vigueur et d'emblée, à toute l'énergie de leur action, *intus et extra*, en bains, en douches, en vapeurs, en boisson, sauf le cas d'indication contraire. » Ainsi, pour les eaux d'Aix, c'est la plupart du temps à la division dite d'*enfer* qu'il faut envoyer le malade, parce que l'étuve s'y combine parfaitement, et au besoin énergiquement, avec la douche. On additionne les bains d'Aix avec l'eau de Challes, et l'on ordonne la boisson de l'eau d'Aix, de Marlioz ou de Challes ; mais la préférence est acquise à l'eau de Challes, dont la quantité de principe sulfureux et ioduré est considérable. [1]

Je dois, à l'occasion des eaux de Challes et avant de terminer cette lettre, vous signaler au moins un point important de la médecine thermale : c'est celui du traitement de la syphilis par les eaux de Challes seules. Cette question prend une grande actualité aujourd'hui que des médecins éminents, à l'exemple des anciens, ont entrepris le traitement de la syphilis sans les spécifiques ordinaires. Le propriétaire de l'eau de Challes, notre estimable collègue (le chevalier Domenget), dont l'équité égale le savoir, pense que les eaux de Challes possèdent la remarquable propriété

---

[1] La proportion de l'iodure de potassium qu'elle contient par litre s'élève à peu près à 1/5e de grain, et celle du sulfure de sodium, à 5 grains.

de guérir tous les accidents de la syphilis, même aiguë. Cette opinion, il est vrai, est celle d'un médecin, glorieux à juste titre d'avoir doté la thérapeutique thermale d'un de ses plus puissants médicaments, et qui en a vu de si grands effets curatifs, que rien ne doit l'étonner de leur part : c'est celle d'un auteur qui aime tendrement son œuvre ; mais c'est aussi celle d'un homme éminemment honorable qui doit nous inspirer la confiance. Il serait donc à désirer qu'elle fût soumise encore (car elle a beaucoup de titres pour l'être) au contrôle d'autres observateurs. En face des doses considérables d'iodure de potassium, etc., que cette eau contient, la guérison de certaines formes de la syphilis plus ou moins bénigne, ne devra pas nous surprendre. Pour mon compte, je dois dire que dans la blennorrhagie chronique et dans la leuchorrée d'origine même vénérienne, j'ai obtenu des résultats remarquables.

J'ai cru utile de soumettre cela à votre attention et de donner de la publicité à cette opinion de M. le docteur Domenget. La question est, du reste, aussi du domaine des eaux d'Aix, qui se combinent admirablement avec celles de Challes, et qui donnent chaque jour, par cette heureuse combinaison, des résultats peut-être plus remarquables que ceux que l'on observe par l'eau de Challes seule, quoique prise à la source même.

Cette dernière opinion est celle d'un auteur profondément érudit, qui occupe un rang élevé dans la science hydrologique : M. le docteur Herpin (de Metz) dit, à l'occasion des eaux de Challes, dans un travail encore inédit : « Les eaux de Challes, qui sont dans le voisinage de celles d'Aix, trouvent dans celles-ci un adjuvant naturel et très précieux, qui leur donne la thermalité qui leur manque ; et à leur tour, les eaux d'Aix, associées à celles de Challes, acquièrent un degré de sulfuration plus intense, qui augmente dans une proportion considérable leur puissance sur le système lymphatique et glandulaire. A notre avis, ajoute-t-il, c'est à Aix que l'on doit aller prendre les eaux de Challes, conjointement avec les eaux thermales d'Aix. »

Je vous prie d'agréer, Monsieur et très honoré confrère, la dédicace de cette lettre, dans laquelle je m'estime heureux d'avoir pu m'étayer de l'opinion sûre et imposante du spirituel syphilographe lyonnais, de celle de l'illustre auteur des métamorphoses de la syphilis, et d'autres noms de médecins non moins éminents, dont j'ai pu reproduire les observations ; j'ai donné ainsi à mon travail une authenticité qui fait toute sa valeur.

J'ai l'honneur d'être, Monsieur et très honoré confrère,

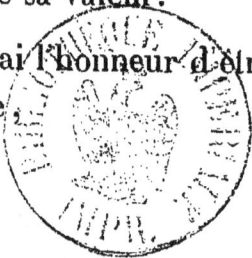

Votre dévoué collègue,

VIDAL.

www.ingramcontent.com/pod-product-compliance
Lightning Source LLC
Chambersburg PA
CBHW071439200326
41520CB00014B/3757